Ralph Gawlick

Der kleine Schwangerschaftsratgeber

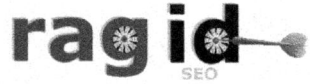

ISBN-13: 978-1500546540
ISBN-10: 1500546542
Copyright 2014 by RAGID-Selbstverlag
Kontaktdaten siehe www.ragid.de
1. Auflage

Vorwort

Die Schwangerschaft gehört wohl zu der ereignisreichsten Zeit im Leben einer Frau. Ein neues Leben wächst im Bauch heran, auf welches sich die werdenden Eltern freuen. Um sich auf diese Zeit richtig einstellen zu können, dient dieser kleine Schwangerschaftsratgeber. Sie erfahren viel Wissenswertes über den Verlauf der Schwangerschaft vom ersten bis letzten Monat sowie über die kleinen Wehwehchen, welche in dieser schönen, aber hin und wieder auch beschwerlichen Zeit auftreten können. Ich hoffe, dass Sie dieser kleine Ratgeber gut durch Ihre Schwangerschaft begleitet.

Der Autor

Inhaltsverzeichnis

Abschnitt 1:

Die zehn Monate der Schwangerschaft (S. 6-16)

Abschnitt 2:

Schwangerschaftsbeschwerden (S. 17-34)

Schlaflosigkeit
Schwangerschaftsstreifen
Verstopfung
Wassereinlagerungen /   Ödeme

Die zehn Monate der Schwangerschaft

Von der Zeugung des Kindes bis zur Geburt vergehen insgesamt zehn Monate. Es sind Monate voller Vorfreude, aber auch Monate mit für Schwangere alltäglichen Problemen.

In diesem ersten Kapitel werden kurz und knapp die einzelnen Monate erklärt. Sie erfahren, was in dieser Zeit in Ihrem Körper vorgeht, welchen Entwicklungsstand das Ungeborene hat und mit welchen Problemen Sie möglicherweise zu kämpfen haben.

1. Schwangerschaftsmonat

Nachdem sich die Ei- und die Samenzelle vereinigt haben, teilt sich das befruchtete Ei erstmalig. Die beiden neu entstandenen Zellen teilen sich auch weiterhin, bis eine Zellanhäufung von ungefähr 200 Zellen entstanden ist. Diese Zellanhäufung wandert von den Eileitern in die Gebärmutter, wo sie sich nach der Befruchtung in einem Zeitraum von ungefähr sieben bis zehn Tagen nach der Befruchtung in der Gebärmutter einnistet. Bis zum Ende des ersten Schwangerschaftsmonats erreicht der Embryo cirka die Größe eines Stecknadelkopfes.

Von nun an ist der Embryo von einer mit Gewebsflüssigkeit gefüllten Schutzhülle - der Fruchtblase - umgeben.

Bereits in den ersten Wochen macht sich die Schwangerschaft bei vielen Frauen deutlich bemerkbar. Als erstes wäre hier das Ausbleiben der monatlichen Regelblutung zu nennen. Hinzu kommen z. B. häufige morgendliche Übelkeit und Erbrechen, Müdigkeit, Harndrang usw.

Jetzt sollte man unbedingt den Gynäkologen seines Vertrauens aufsuchen, um Gewissheit zu erlangen. Wichtig ist, dass man bereits beim leisesten Verdacht auf eine Schwangerschaft den Genuss von Alkohol und Nikotin sowie Einnahme von Medikamenten vermeidet, um das Ungeborene zu schützen.

2. Schwangerschaftsmonat

Der 2. Schwangerschaftsmonat ist ein ganz Besonderer. Hier erlebt man das erste Mal selber, dass man schwanger ist. Zudem ist der zweite Schwangerschaftsmonat, der Monat, wo die ersten Entwicklungsstufen beginnen. Langsam bilden sich die Wirbelsäule und die Anlagen für Arme und Beine sowie Kopf und Rumpf. Oft wird ab dem zweiten Schwangerschaftsmonat auch die erste Übelkeit, Müdigkeit und ein seelisches Ungleichgewicht verspürt.

Alle größeren Organe fangen an zu wachsen. Der Kopf hat fast die Größe des gesamten restlichen Körpers. Das Gesicht nimmt Form an. Besonders schön für die Mutter ist, dass ab der sechsten Schwangerschaftswoche die ersten Herzaktivitäten festzustellen sind.

Außerdem wird der Mutter zu diesem Ereignis der Mutterpass überreicht. Man sollte sich an die regelmäßigen Vorsorgetermine halten, die meistens in einem Abstand von vier Wochen stattfinden. Eine Selbstverständlichkeit sollte es sein, auf das Rauchen und auf den Alkohol zu verzichten. So kann der 2. Schwangerschaftsmonat zu einem echten Erlebnis werden.

3. Schwangerschaftsmonat

Der 3. Schwangerschaftsmonat geht von der 9. bis zur 12. Schwangerschaftswoche. In dieser Zeit wird auch der erste Ultraschall gemacht, um sehen zu können, ob sich das Ei richtig eingenistet hat, um die richtige Lage des Mutterkuchens feststellen zu können und um zu sehen um wie viele Kinder es sich handelt.

Das Baby ist nun ca. 9 Zentimeter groß und wiegt zwischen 50 und 70 Gramm. Das Herz schlägt, der Magen arbeitet, die Leber beginnt Blutzellen zu bilden und die Wirbelsäule beginnt sich zu entwickeln. Das Gesicht ist bereits zu erkennen.

Der Bauch der Mutter wird nun runder und der Körper lagert Wasser ein. Dadurch dass der Stoffwechsel gesteigert ist, wird der Kreislauf geschwächt. Die Gebärmutter muss stärker durchblutet werden. Die Nieren müssen mehr arbeiten, da die Blutmenge zunimmt. Meist ist die Stimmung schwankend. Die Frauen reagieren häufig mit Abneigungen auf bestimmte Gerüche und müssen sich oftmals übergeben.

4. Schwangerschaftsmonat

Mit dem vierten Monat der Schwangeschaft beginnt nun das sogenannte zweite Trimenon von insgesamt dreien. Es dauert bis Ende des sechsten Monats an, und man bezeichnet diesen Abschnitt auch als das vergleichsweise stabile Trimenon.

Hier geht es der Schwangeren meist viel besser, als in den ersten Monaten. Die typische morgendliche Übelkeit und Müdigkeit ist wenig bis gar nicht mehr vorhanden. Die Veränderungen die jetzt statt finden sind nun äußerlich sichtbar.

Der Bauch beginnt sichtbar größer zu werden und die Brüste werden praller. Die Organe des Fötus sind nun mit Ende des dritten Monats voll angelegt und die Gesichtsentwicklung weitgehend abgeschlossen. Die Durchschnittsgröße des Ungeborenen liegt bei etwa 16 cm, während das Gewicht ungefähr 60g - 200g beträgt.

Die Gebärmuttergröße gleicht ungefähr einer Faust und die Plazenta selbst produziert nun soviel von dem Schwangerschaftshormon Progesteron alleine, dass die Schwangerschaft erhalten bleibt. Die Gewichtszunahme der Schwangeren beträgt ab nun monatlich ca. 1,5 kg.

5. Schwangerschaftsmonat

Inzwischen ist der Blutkreislauf des Baby, von dem der Mutter getrennt. Mit 130 Schlägen pro Minute pumpt sein Herz nun 30l Blut durch den Körper. Die Nährstoffversorgung erfolgt wie bisher über das mütterliche Blut, die Nabelschnur und die Plazenta. Das Gehirn reift nun schneller und kann immer komplexere Vorgänge des Organismus steuern.

Das Baby kann jetzt die Stirn in Falten legen, die Augenbrauen bewegen und seine Hände zur Faust ballen. Gegen Ende des 5.Monats hat es mit rund 20cm Körperlänge etwa die Hälfte seiner späteren Geburtslänge erreicht. Ausserdem werden die ersten Kindsbewegungen spürbar. Das Gewicht beträgt ca. 250 Gramm.

Für die werdende Mutter liegt die grösste hormonelle Umstellung hinter ihr, es geht seelisch und körperlich bergauf. Der Bauch ist noch nicht so gross das er hindert. Im Normalfall kann und darf man noch alles tun worauf man Lust hat. Mit Ablauf dieses Monats haben die meisten Frauen etwa 4Kilo zugenommen. Ausserdem sollte auf eine ausreichende Zufuhr an Jod und Calcium geachtet werden.

6. Schwangerschaftsmonat

Mit dem sechsten Monat folgt der letzteTeil des sogenannten zweiten Trimenons der Schwangerschaft. Der Kreislauf der Schwangeren muss nun schon erheblich mehr arbeiten.

So kommt es in diesem Abschnitt zu einer Vergrößerung des Herzens, aufgrund der erhöhten Pumpleistung, und zu weniger Muskelspannung im Magen- Darm- Trakt, den Gefäßen und der Harnwege, auch durch die einher gehende Hormmonumstellung.

Dies begünstigt die Ausbildung von Krampfadern an den Beinen, Harnwegsinfekten und Obstipationen sowie Sodbrennen.

Die Entwicklung des Kindes ist bis dahin soweit fortgeschritten, dass es nun schon ein Durchschnittsgewicht von ca. 500g - 820g und eine Durchschnittsgröße von 30 cm erreicht hat. Kindsbewegungen werden schon deutlich wahrgenommen und es sind bereits Haare sowie Augenbrauen sichtbar. Die Haut ist rötlich gefärbt, aber noch sehr dünn, da noch kein Unterhautfettgewebe vorhanden ist.

Mit dem Ende der 24. Schwangerschaftswoche kommt das Ungeborene an die Grenze der Lebensfähigkeit außerhalb des Mutterleibes. Ab diesem Zeitpunkt hält man das Kind im Falle einer Frühgeburt für überlebensfähig.

7. Schwangerschaftsmonat

Mit dem Beginn des siebten Schwangerschaftsmonats beginnt nun auch der letzte Teil der Schwangerschaft. Man bezeichnet diesen Abschnitt als drittes/ letztes Trimenon.

Diese Phase der Schwangerschaft wird von den Müttern mit der Zeit als zunehmende Belastung empfunden. Der erhöhte Leibesumfang macht die Schwangerschaft dabei vermehrt mühsam und anstrengend. Die Gebärmutter hat jetzt, von der Größe her, die Höhe des Nabels der Mutter um etwas überschritten.

Das Kind wäre in der Regel im Falle einer Frühgeburt lebensfähig. Die Lungen und das Zentralnervensystem sind beim gesunden Fetus zu diesem Zeitpunkt dann genügend ausgebildet, um im Ernstfall, einer zu frühen Geburt, ausreichend zu arbeiten.

Damit wäre ein Überleben unter sonst normalen Voraussetzungen gesichert. Das Ungeborene hat zu diesem Zeitpunkt ein durchschnittliches Gewicht von etwa 1000g bis 1500g erreicht, bei einer ungefähren Körpergröße von 35 cm.

Im weiteren Verlauf der Schwangerschaft stehen nun Wachstum und Gewichtszunahme des Kindes im Vordergrund.

8. Schwangerschaftsmonat

Das Baby wiegt in der 29.Schwangerschaftswoche etwa 1400 Gramm. Käme das Baby jetzt auf die Welt - hätte es mit medizinischer Hilfe die Chance zu überleben. Allerdings mit Risiko denn noch sind die Lungen nicht fertig ausgebildet und ein Immunsystem noch nicht vorhanden.

Das Baby hat nun ein ausgeprägtes Gespür für Geborgenheit und Ruhe, was es nun beides sehr liebt. Da es langsam eng im Bauch wird, ist es auch nicht mehr so lebhaft. Es trainiert überwiegend Atembewegungen, saugen und schlucken, Daumen lutschen. Das Gedächtnis wird jetzt angelegt.

Da das Kind nun gegen das Zwerchfell drückt (von unten), kommt man schneller ausser Atem. Um die zusätzlichen 1 1/2 Liter Blut zu transportieren, schlägt nun auch das Herz schneller. Die Gebärmutter beginnt jetzt für die Geburt zu trainieren, was man daran spürt, dass der Bauch ab und an für ein paar Sekunden hart wird.

Häufig kann es jetzt auch zu Verdauungsproblemen kommen, da durch den erhöhten Gelbkörperhormonspiegel die Darmwand an Spannung verliert.

9. Schwangerschaftsmonat

Im neunten und vorletzten Monat der Schwangerschaft ist das Ungeborene soweit voll ausgereift und die Geburt steht kurz bevor.

Im Vordergrund stehen nun die Gewichtszunahme und das Wachstum. Das Kind gedeiht weiterhin und hat zu diesem Zeitpunkt ein ungefähres Gewicht von 2200g- 2900g, bei einer Größe von 45 cm in etwa. Kommt es im neunten Schwangerschaftsmonat vorzeitig zur Geburt, gilt das Kind schon als Neugeborenes und nicht mehr als Frühgeborenes.

Für die werdende Mutter gestalten sich die letzten Wochen als eher anstrengend, da die Belastung durch das zunehmende Kindeswachstum verstärkt wird. Die Mutter befindet sich dann schon im gesetzlich vorgegebenen Mutterschutz und ist von der Erwerbstätigkeit vollkommen befreit.

Der Mutterschutz beginnt 6 Wochen vor dem errechneten Geburtstermin. Die Gebärmutter hat mittlerweile im vorletzten Schwangerschaftsmonat ihren Höchststand erreicht. Sie reicht bis an den Rippenbogen und wird sich im darauf folgenden letzten Monat wieder ein Stück absenken.

10. Schwangerschaftsmonat

Im 10. und letzten Schwangerschaftsmonat ist das ungeborene Kind bereit für das Leben auf der Welt. Der errechnete Geburtstermin befindet sich in diesem Monat von der 38. Schwangerschaftswoche bis zur 40. Schwangerschaftswoche.

Das Kind wiegt nun etwa 3000g - 3800g und hat eine ungefähre Körpergröße von 50 cm im Durchschnitt erreicht. Die Entwicklung des Kindes ist im Normalfall vollständig abgeschlossen. Auch die Geschlechtsmerkmale sind komplett ausgereift, und die Hoden sind beim Jungen nun in der Regel im Skrotum angekommen.

Die Mütter sind in diesem letzten Zeitraum der Spätschwangerschaft meist nur noch gering belastungsfähig und erschöpft von dem großen Leibesumfang und dem zusätzlichen Gewicht und der Kreislaufbelastung.

Die Gebärmutter der Schwangeren senkt sich in den letzten vier Wochen der Schwangerschaft noch mal etwas ab, wobei es zu so genannten Senkwehen kommen kann. Dies geht einher mit dem Eintreten des vorangehenden Kindesteils, meist dem Kopf, in das kleine Becken der Mutter. Die kann im zehnten Monat jederzeit in Gang kommen. Sie beginnt mit dem Eintreten regelmäßiger Wehen.

Abschnitt 2:

Die Schwangerschaftsbeschwerden

Welche Frau, die schon einmal eine Schwangerschaft durchlebt hat, kennt sie nicht? Schwangerschaftsbeschwerden gehören einfach dazu. So schön eine Schwangerschaft angesichts des zu erwartenden Kindes auch ist, sie ist auch immer von kleinen Wehwehchen geprägt, die dass alltägliche Leben der Schwangeren erschweren. Sei es die morgendliche Übelkeit in den ersten Monaten oder später, wenn das Ungeborene auf die Blase drückt, das Gefühl, ständig auf die Toilette zu müssen-

Im zweiten Abschnitt dieses Buches werden kurz und knapp die einzelnen Beschwerden erklärt, unter denen Schwangere leiden können.

Sodbrennen

Sodbrennen ist sehr unangenehm und tritt vor allem ab dem 2. Drittel der Schwangerschaft auf. Der Bauch beginnt zu wachsen und die Gebärmutter drückt auf den Magen, so dass Magensaft in die Speiseröhre aufsteigen kann. Durch den veränderten Hormonhaushalt in der Schwangerschaft, wird der Muskel der den Mageneingang verschließt ruhig gestellt, so dass auch schon während der ersten Schwangerschaftswochen Sodbrennen durch zurückfließen der Magensäure entstehen kann.
Sodbrennen äußert sich durch brennende Schmerzen hinter dem Brustbein und tritt vor allem nach den Mahlzeiten auf.

Die einzige Maßnahme sind viele kleine, statt wenige große, Mahlzeiten zu sich zu nehmen, fette und stark gewürzte Speisen zu streichen , wenig Kaffe zu trinken und mit leicht erhöhtem Oberkörper zu schlafen. Bei akuten Schmerzen lindert oftmals eine Glas Milch das sehr unangenehme brennende Gefühl, weil dadurch die Magensäure gebunden wird.

Übelkeit und Erbrechen

Gerade während der ersten Schwangerschaftswochen tritt Übelkeit, häufig auch in Verbindung mit Erbrechen, oftmals auf. Die meisten Frauen leiden nur unter der bekannten "Morgenübelkeit", einige haben aber auch den ganzen Tag damit zu kämpfen. Häufig tritt Übelkeit bei bestimmten Gerüchen auf. Dinge, die man vor der Schwangerschaft gut riechen konnte, lösen auf einmal ein Ekelgefühl in einem aus, Sei es der Duft eines Parfüms oder der Geruch bestimmter Speisen. Gelegentliches Erbrechen stellt weder für Mutter noch Kind eine Gefahr da. Sollte das Erbrechen aber überhand nehmen, ist es ratsam den Frauenarzt aufzusuchen, da Mangelerscheinungen entstehen können.

Kleiner Tipp: Am besten morgens vor dem Aufstehen ein paar Kekse, eine Scheibe Toast oder Zwieback mit einer Tasse Fencheltee zu sich nehmen und über den Tag verteilt mehrere kleine Mahlzeiten essen.

Die Schwangerschaftsübelkeit entsteht durch die hormonelle Umstellung im Körper und ist nach spätestens 12 Wochen wieder vorbei.

Brustspannen / Empfindlichkeit der Brustwarzen

Zu Beginn jeder Schwangerschaft findet im Körper eine Hormonumstellung statt. Vermehrt werden die Hormone Östrogen und Progesteron gebildet. Durch die Ausschüttung dieser beiden Hormone beginnen die Brüste schon sehr früh sich zu verändern. Sie fangen an zu spannen und auch zu schmerzen, die Brustwarzen werden berührungsempfindlich und die Brust beginnt zu wachsen.

Um das Bindegewebe zu stützen, ist es ratsam, auf einen gut sitzenden BH zu achten und auch ein warmes Bad kann Wunder wirken um die Schmerzen ein wenig zu lindern.

Hämorrhoiden

Leider eine recht unangenehme, aber sehr häufige Begleiterscheinung einer Schwangerschaft sind Hämorrhoiden.

Den meisten Frauen ist es peinlich darüber zu sprechen, wozu kein Grund besteht, denn eine Vielzahl schwangerer Frauen ist davon betroffen.

Häufig fängt es mit einem unangenehmen Jucken in der Afterregion an, auch Blutungen beim Stuhlgang sind typisch für diese "Erkrankung". Hämorrhoiden sind Krampfadern in den Gefäßen, die meistens durch eine Schwäche des Bindegewebes und der Gewichtszunahme während der Schwangerschaft entstehen.

Die stetig wachsende Gebärmutter kann durch ihren Druck auf die Gefäße den Blutrückfluss erschweren, so das das Blut dort häufig gestaut wird. Auch die in der Schwangerschaft häufig auftretende Darmträgheit kann die Hämorrhoiden noch begünstigen, da auch starkes Pressen der Auslöser sein kann.

Wichtig ist es, auf eine ballaststoffreiche Ernährung und eine reichliche Flüssigkeitszufuhr zu achten und sollte man schon Hämorrhoiden haben, können Schmerz und Juckreiz durch Sitzbäder mit Eichenrindenextrakt oder Kamille lindernd wirken. Frei verkäufliche Salben zur äußeren Anwendung bitte nur nach Absprache mit dem Frauenarzt verwenden.

Harnfluss

Je größer und schwerer das Kind wird, desto mehr drückt die Gebärmutter auf die Harnblase, was zu unkontrolliertem Harnfluss führen kann. Häufig geht beim lachen, niesen oder husten ungewollt Urin ab, was vielen Frauen recht unangenehm ist.

Dem Ganzen kann man mit gezieltem Beckenbodentraining entgegen wirken und auch häufige Toilettengänge können das Auslaufen des Urins verringern. Für das eigene Wohlbefinden eignet sich das Tragen von Slipeinlagen, wobei darauf zu achten ist, das die Einlagen keine "Plastikfolie" eingearbeitet haben. Solche Einlagen werden häufig als "besonders sicher" im Handel angeboten, können aber die Entstehung eines Scheidenpilzes begünstigen.

Krämpfe

Wadenkrämpfe sind sehr schmerzhaft und treten leider bei fast allen schwangeren Frauen irgendwann einmal auf. Gerade nachts wenn man eigentlich schlafen möchte, sind Krämpfe in den Füßen und Waden besonders unangenehm, so das als Sofortmaßnahme nur ein Strecken der Wade, eine Massage sowie Bewegung hilft, um die verkrampfte Muskulatur zu entspannen.

Durch den erhöhten Mineralstoffmangel während einer Schwangerschaft, ist besonders auf kalzium- sowie magnesiumhaltige Ernährung zu achten. Nüsse, Spinat und Bananen sind hierfür die besten Lieferanten.

Nach Absprache mit dem Arzt zeigen meistens auch magnesiumhaltige Präparate aus der Apotheke eine schnelle Wirkung, so dass man von Krämpfen verschont bleibt. Auch sollte man zwischendurch ruhig häufiger mal eine Pause einlegen und den Füßen durch Hochlagerung ein wenig Ruhe gönnen.

Krampfadern

Jede Schwangerschaft ist für den Körper eine besondere Herausforderung. Während dieser 40 Wochen wird mehr Blut als sonst durch die Venen in den Beinen transportiert, zudem sind die Wände der Blutgefäße hormonell bedingt erschlafft. Die Gewichtszunahme der Frau, zusammen mit den anderen Faktoren, begünstigt einen Rückstau des venösen Blutes, welcher dann zu Krampfadern führen kann.

Es gibt Frauen, die haben genetisch bedingt mehr Probleme mit Krampfadern, während andere überhaupt nicht darunter zu leiden haben.

Krampfadern auch Varizen genannt, können außer an den Beinen, auch noch am After (Hämorrhoiden) oder im Scheidenbereich entstehen.

Wer zu Krampfadern an den Beinen neigt, sollte langes Stehen vermeiden, evtl. speziell angepasste Kompressionsstrümpfe tragen, die Beine zwischendurch hoch legen und sich trotzdem ausreichend bewegen. Auch Wechselduschen können die Entstehung von Krampfadern beeinflussen, außerdem ist auf eine nicht übermäßige Gewichtszunahme zu achten.

Müdigkeit und Stimmungsschwankungen

Ab der 5.-6. Schwangerschaftswoche, bis ungefähr zum Ende des ersten Trimenons, leiden die meisten Frauen unter extremer Müdigkeit und auch Stimmungsschwankungen sind an der Tagesordnung. Ein Wechsel aus Gereiztheit, schnell fließenden Tränen, schlechter Laune und Fröhlichkeit führen dazu, das sich viele Frauen oftmals selber nicht wieder erkennen.

Bis zur 12. Woche wird die Hormonproduktion von den Eierstöcken gesteuert und erst nach der 12. Schwangerschaftswoche, wenn die Plazenta die Produktion übernimmt, lassen die extremen Stimmungsschwankungen wieder nach.

Verantwortlich für die Müdigkeit ist das Hormon Progesteron. Es sorgt dafür, das sich die werdende Mutter gerade Anfang nicht überanstrengt, der Embryo gut wachsen und alle wichtigen Organe in Ruhe anlegen kann.

Häufig kommt auch noch ein niedriger Blutdruck hinzu, so dass die Schwangere von einer dauerhaften Müdigkeit befallen ist. Bewegung an der frischen Luft und eine ausgewogene, vitaminreiche Ernährung tun dem Körper in dieser Zeit besonders gut und wenn es nicht mehr geht, einfach zwischendurch mal eine Auszeit nehmen und sich wenn es möglich ist, für eine Stunde hinlegen und ausruhen.

Nasenbluten / verstopfte Nase

Bedingt durch die veränderten Hormone werden während der Schwangerschaft alle Schleimhäute besser durchblutet, wozu natürlich auch die Nasenschleimhaut zählt.

Durch die verstärkte Durchblutung der Nasenschleimhäute kann es auch schnell einmal zum Nasenbluten kommen. Diese Blutungen entstehen durch das Platzen kleiner Blutgefässe, was vorallem beim das Nase putzen passieren kann.

Die Nasenschleimhaut schwillt bei vielen werdenden Müttern augrund der Durchblutung vermehrt an , wodurch es natürlich zu einer verstopften Nase, oder jedenfalls dem Gefühl nicht mehr richtig durch die Nase atmen zu können, kommt.

Durch die behinderte Nasenatmung beginnt man automatisch vermehrt durch den Mund zu atmen, wobei die Nasenschleimhäute austrocknen und die Bildung von recht zähflüssigem Schleim zur einer Entzündung der Nebenhöhlen führen kann.

Diese Schwangerschafts-Rhinitis ist nach der Entbindung meistens sofort wieder verschwunden und lässt sich während der Schwangerschaft am besten mit "Koch- oder Meersalznasentropfen" die abschwellend wirken behandeln. Viele dieser angebotenen Sprays sind schon mit Dexpanthenol angereichert, so dass die Schleimhäute gleichzeitig gepflegt werden.

Von der Anwendung "normaler" Nasentropfen während der Schwangerschaft wird abgeraten. Sie können bei längerem Gebrauch zur einer "Gewöhnung" führen und auch die Gefäß verengende Wirkung dieser Tropfen ist umstritten.

Rückenschmerzen

Viele Frauen leiden während der Schwangerschaft unter Rückenschmerzen, die zum einen durch Den zunehmenden Bauchumfang und die dadurch entstehenden Haltungsänderungen kommen können, zum anderen aber auch von den hormonell bedingt aufgelockerten Gelenkverbindungen herführen. Viele Kinder drücken auch auf den Ischisanerv was besonders starke Schmerzen verursacht.

Bei akuten Schmerzen ist Bettruhe gepaart mit einer schönen Wärmflasche (nicht zu heiß) recht hilfreich und auch schweres, einseitiges heben sollte vermieden werden, obgleich das während der Schwangerschaft eigentlich sowieso selbstverständlich ist.

Schambeinschmerzen

Schambeinschmerzen haben meistens eine Dehnung oder Lockerung der Symphyse als Ursache.
Bedingt durch die Schwangerschaftshormone kann die Schambeinfuge gedehnt und gelockert werden. Es entstehen vor allem beim laufen Schmerzen.

Sollte sich die Symphyse nicht nur gedehnt, sondern zugleich noch gelockert haben, wird der Frauenarzt in den meisten Fällen ein orthopädisches Stützband verschreiben. Es ist ratsam, während der Schwangerschaft sich möglichst nicht breitbeinig hinzusetzen, um eine weitere Dehnung zu verhindern und auch das Heben von schwereren Dingen sollte vermieden werden.

Schlaflosigkeit

Trotz extremer Müdigkeit leiden viele Frauen während der Schwangerschaft unter Schlaf- sowie Einschlafproblemen.

Vor allem wenn des Baby beginnt im Bauch aktiver zu werden, fällt das Schlafen oft schwer. Kommt die Mutter zur Ruhe, hört das Umherschaukeln auf, werden viele Kinder erst so richtig aktiv. Sie turnen umher und ein Tritt von einem kleinen Babyfuß kann manches Mal ganz schön unangenehm sein und den Nachtschlaf beeinträchtigen.

Hinzu kommen Gedanken und Sorgen, ob alles gut geht und ob mit dem neuen Erdenbürger alles in Ordnung ist.

Mit wachsendem Babybauch fällt es auch schwer, noch die richtige Schlafposition zu finden bzw. sich im Bett zu drehen.

Um besser einschlafen zu können, ist es hilfreich tagsüber einen schönen Spaziergang an der fischen Luft zu machen und vor dem zu Bett gehen ein warmes Bad zu nehmen. dann noch ein Glas heiße Milch mit Honig und einer entspannten Nacht dürfte nicht mehr viel im Wege stehen.

Schwangerschaftsstreifen

Fast jede Schwangere ist davon betroffen, die eine mehr die andere weniger, was auch eine Sache der Veranlagung und der Stärke und Festigkeit des Bindegewebes ist. Schwangerschaftsstreifen entstehen durch die rasche Gewichtszunahme und den wachsenden Babybauch. Das Hormon Kortison, gebildet in der Nebennierenrinde, wird in der Schwangerschaft nur noch eingeschränkt produziert. Durch die verminderte Produktion ist die Haut nicht mehr so elastisch und durch die Dehnung können im Unterhautgewebe bläulich schimmernde Risse entstehen.

Schwangerschaftsstreifen können auch an der Brust und an den Oberschenkeln auftreten.

Gerade wenn man dazu neigt, lassen diese unschönen Streifen sich nicht gänzlich verhindern. Gutes tun kann man seiner Haut mit vorsichtigen Zupfmassagen und das Einölen und Eincremen der Haut mit speziellen Lotions und Ölen kann die Elastizität fördern.

Verstopfung

Das Schwangerschaftshormon Progesteron sorgt dafür, das der Spannungszustand vieler Muskel reduziert wird, so auch der der Darmmuskulatur.

Die Darmbewegung wird dadurch verlangsamt, die Nahrung weniger schnell, transportiert und dem Darm somit auch mehr Flüssigkeit entzogen. Durch die Reduzierung der Flüssigkeit wird der Stuhlgang fester und es entstehen unangenehme Verstopfungen.

Verstopfungen während der Schwangerschaft dürfen keinesfalls mit Abführmittel behandelt werden, diese würden dem Baby sogar schaden. Wichtig ist eine ausreichende Flüssigkeitszufuhr, das heißt es ist wichtig viel zu trinken, viel Bewegung und eine ballaststoffreiche Ernährung, sowie der Verzehr von Milchprodukten wie Joghurt und Kefir.

Achtung: In der Schwangerschaft sollten keine Produkte aus Rohmilch konsumiert werden. Rohmilchprodukte müssen auf der Verpackung auch als solche gekennzeichnet sein und können in schlimmsten Fall bei dem Ungeborenen "Listeriose" auslösen, was für das Kind und den weiteren Verlauf der Schwangerschaft sehr gefährlich werden kann.

Wassereinlagerungen / Ödeme

Wassereinlagerungen treten vor allem im letzten Drittel der Schwangerschaft bei vielen Frauen auf. Geschwollene Füße, Knöchel, Finger und ein aufgedunsenes Gesicht sehen nicht nur unschön aus, sondern sind sehr unangenehm und können sogar schmerzhaft sein. Die Ursache von Ödemen sollte immer vom Arzt abgeklärt werden. Meistens sind diese Wassereinlagerungen völlig harmlos, in Verbindung mit hohem Blutdruck und Eiweißablagerungen im Urin können sie aber auf eine Schwangerschaftsvergiftung (Gestose) hindeuten.
Wer zu Ödemen neigt, sollte langes Stehen vermeiden und trotzdem seine Trinkmenge von 2-2,5 Litern pro Tag nicht verringern.

Ödeme in den Füßen und Knöcheln lassen ein wenig nach, wenn die Beine hoch gelagert werden und auch flaches Schuhwerk ist besser als Schuhe mit Absätzen zu tragen.

Ein warmes Bad trägt ebenfalls zur Abschwellung der Fesseln bei.

Lange Zeit wurde den Frauen geraten, sich salzarm zu ernähren. Inzwischen weiß man, das man genau das nicht machen sollte. Im Gegenteil, eine Ernährung mit einem "normalen" Gehalt an Salz (Jodsalz) ist besser, als die Salzzufuhr zu reduzieren, dadurch würden die Wassereinlagerungen auf die Dauer nur verschlimmert werden.

Bitte keine Reistage zur Entwässerung einlegen sie schaden dem Kind und vor allem keine entwässernden Medikamente einnehmen.

Weitere Bücher des Autors

Persönlichkeiten der Geschichte
Band 1: Entdecker

Taschenbuch: 60 Seiten
Verlag: CreateSpace Independent Publishing Platform
Sprache: Deutsch
ISBN-10: 1500511846
ISBN-13: 978-1500511845
Größe: 20,3 x 12,7 x 0,4 cm

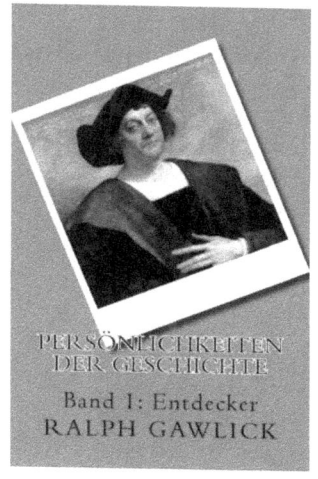

Die Krieger des Seins: Fayndra und Morlas: Wenn Feuer und Wasser sich vereinen...

Taschenbuch: 207 Seiten
Verlag: Principal Verlag
Sprache: Deutsch
ISBN-10: 3899691733
ISBN-13: 978-3899691733
Größe: 19 x 11,8 x 2 cm

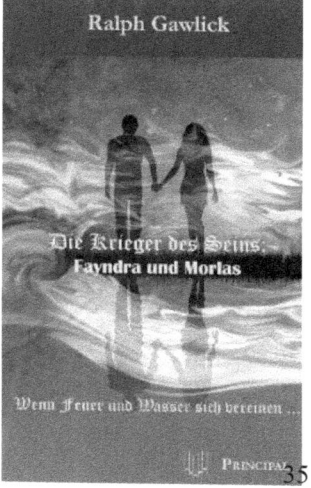

Berühmte Psychologen: Kurzbiografien und Theorien

Taschenbuch: 86 Seiten
Verlag: CreateSpace Independent Publishing Platform
Sprache: Deutsch
ISBN-10: 1500338303
ISBN-13: 978-1500338305
Größe: 20,3 x 12,7 x 0,5 cm

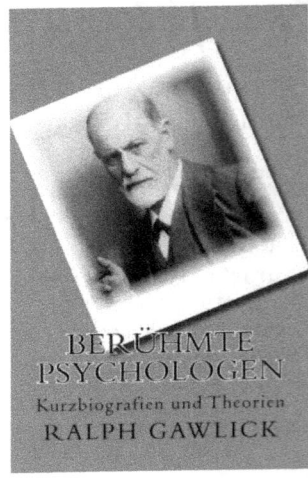

Lexikon der Hundekrankheiten

Taschenbuch: 88 Seiten
Verlag: CreateSpace Independent Publishing Platform
Sprache: Deutsch
ISBN-10: 1500384615
ISBN-13: 978-1500384616
Größe: 20,3 x 12,7 x 0,5 cm

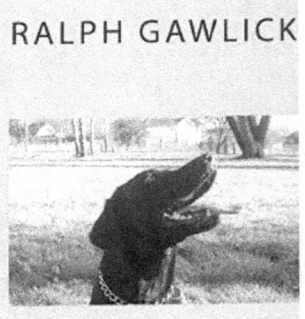

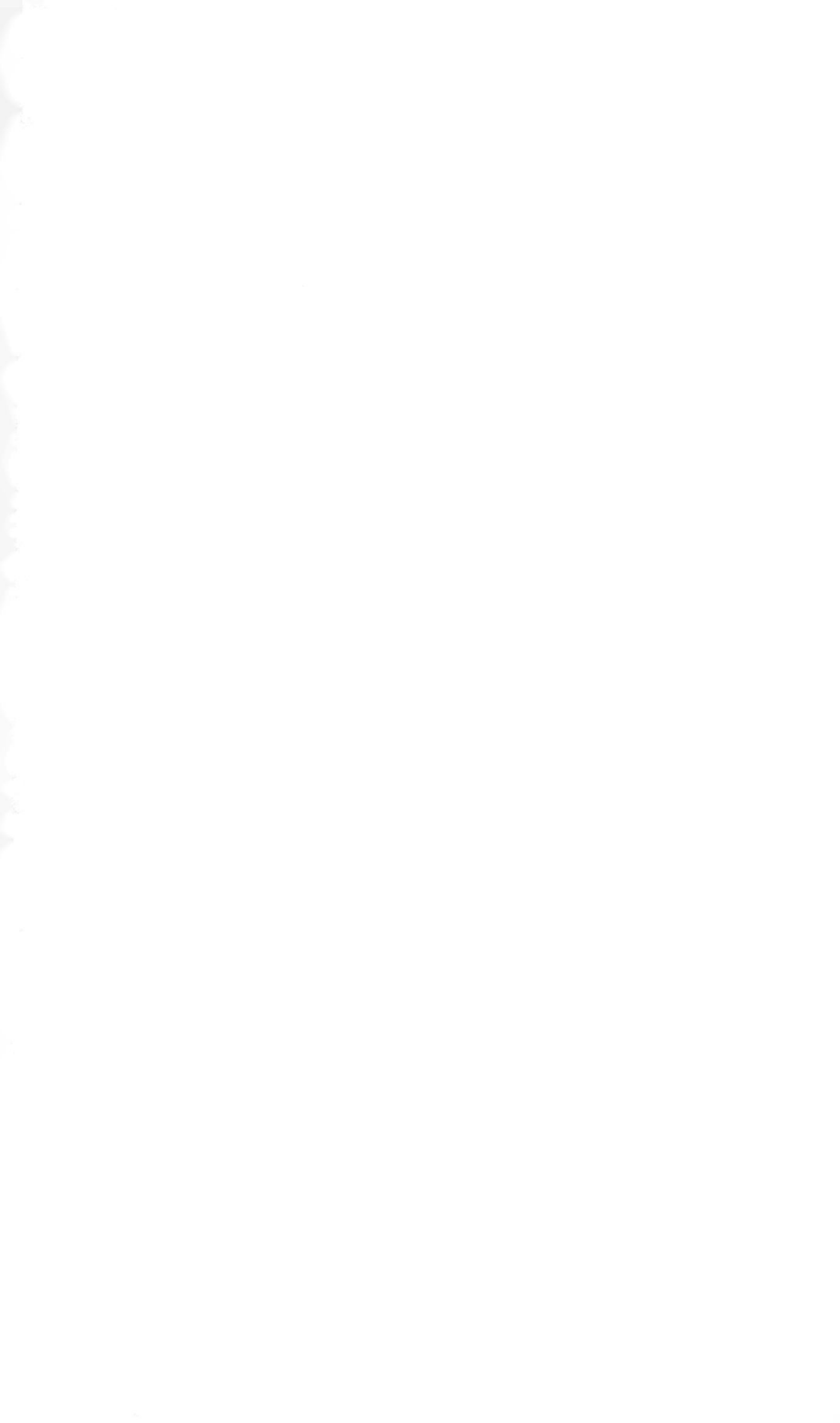